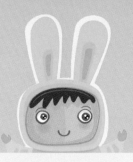

新型糖：L-阿拉伯糖

何丽 著

人民卫生出版社

图书在版编目（CIP）数据

新型糖：L-阿拉伯糖 / 何丽著 . —北京：人民卫生出版社，
2016

ISBN 978-7-117-22668-4

I. ①新… Ⅱ. ①何… Ⅲ. ①阿拉伯糖 Ⅳ. ①Q532

中国版本图书馆 CIP 数据核字（2016）第 110169 号

人卫智网　www.ipmph.com　医学教育、学术、考试、健康，
　　　　　　　　　　　　　　　购书智慧智能综合服务平台
人卫官网　www.pmph.com　人卫官方资讯发布平台

新型糖：L-阿拉伯糖

著　　者：何　丽
出版发行：人民卫生出版社（中继线 010-59780011）
地　　址：北京市朝阳区潘家园南里 19 号
邮　　编：100021
E - mail：pmph @ pmph.com
购书热线：010-59787592　010-59787584　010-65264830
印　　刷：中国农业出版社印刷厂
经　　销：新华书店
开　　本：787 × 1092　1/32　印张：2
字　　数：40 千字
版　　次：2016 年 6 月第 1 版　2016 年 6 月第 1 版第 1 次印刷
标准书号：ISBN 978-7-117-22668-4/R · 22669
定　　价：20.00 元

打击盗版举报电话：010-59787491　E-mail：WQ @ pmph.com
（凡属印装质量问题请与本社市场营销中心联系退换）

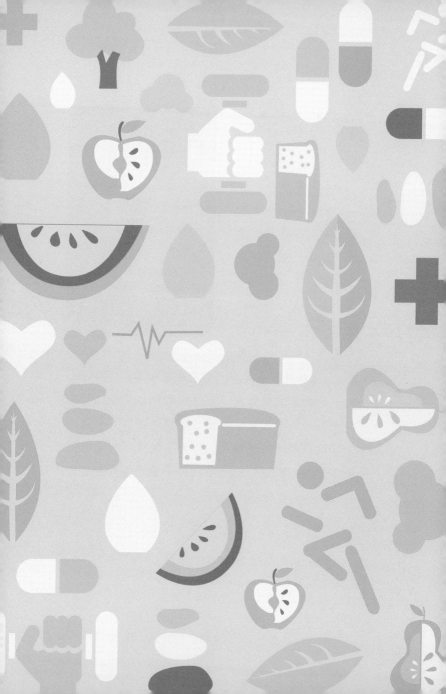

作者简介

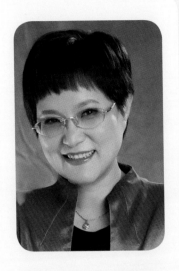

何丽

中国疾病预防控制中心营养与健康所研究员，硕士研究生导师。参加国内外三十多项重大科研课题的研究工作，是国家职业资格培训教材——《公共营养师》和《健康管理师》的主要编者。发表科普文章数百篇，是中央电视台多个栏目及二十多家省市卫视健康栏目的特邀嘉宾，多家杂志及报刊的特约撰稿人。致力于将正确的营养健康知识告知民众，2015年获得中国营养学会颁发的"营养科学传播奖"。

前　言

随着人们生活水平的提高，超重和肥胖已经成为成年人和少年儿童的主要健康问题。《中国居民营养与慢性病状况报告（2015年）》显示：全国18岁及以上成人超重率为30.1%，肥胖率为11.9%，比2002年上升了7.3%和4.8%。6~17岁儿童青少年超重率为9.6%，肥胖率为6.4%，比2002年上升了5.1%和4.3%。18岁及以上成人高血压患病率为25.2%，糖尿病患病率为9.7%，与2002年相比，患病率呈上升趋势。

我国食用蔗糖的历史已有几千年，人们对它特有甜味的依赖性难以撼动。主食（米、面、杂粮、杂豆、薯类等）是我国膳食结构中的重要组成部分，我国居民长久以来形成了以谷类为主的良好饮食习惯。主食富含的碳水化合物，需要分解为麦芽糖，然后再分解为葡萄糖才能被人体吸收。但过多食用糖类或大米、白面等精致主食容易造成能量过剩，是引起超重和肥胖的原因之一。长此以往可能导致血糖升高，增加胰岛的负荷，长期能量过剩将大大增加患 2 型糖尿病的风险。

　　如何能够让蔗糖不改变其甜蜜的口感，并且不改变人们现有的饮食与生活习惯，又能降低糖和淀粉被人体吸收的比率，达到减少能量摄入的目的，已经成为目前营养和医学界的研究热点，也是食品行业一个亟待解决的问题。

　　近年来，科学家和营养学家通过大量研究发现了一种名为"L-阿拉伯糖"的单糖，它的甜味虽然只有白糖的一半，但被人体摄入后基本不产生能量。

　　很多科学试验表明，不但 L-阿拉伯糖本身基本不产生能量，而且它对蔗糖的代谢转化具有阻断作用，所以 L-阿拉伯糖在减肥、控制血糖等方面的应用前景被看好。

目录

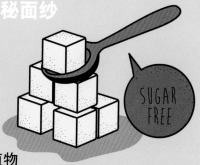

Part 1
揭开 L- 阿拉伯糖的神秘面纱

Part 2
L- 阿拉伯糖的生理功能

Part 3
L- 阿拉伯糖与糖尿病

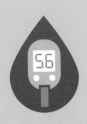

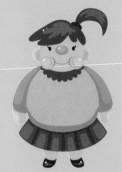

Part 4
L- 阿拉伯糖与肥胖

Part 5
L- 阿拉伯糖与肠道健康

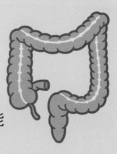

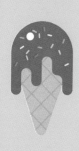

Part 6
L- 阿拉伯糖在食品和药品方面的使用

Part 1
揭开 L- 阿拉伯糖的神秘面纱

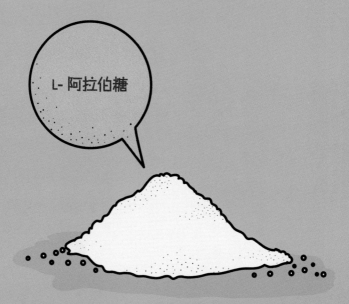

▶ L- 阿拉伯糖的自白

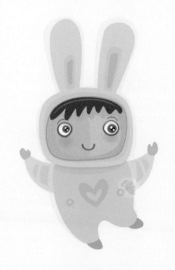

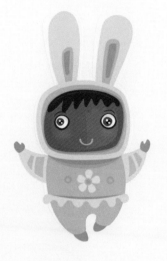

L- 阿拉伯糖　　　　　　　　D- 阿拉伯糖

　　大家好，我叫 L- 阿拉伯糖，又称左旋阿拉伯糖。我最早来自阿拉伯树胶，所以取名叫阿拉伯糖。我的兄弟叫做 D- 阿拉伯糖，它能够被人体吸收，产生能量。我是 L- 阿拉伯糖，甜味只有白糖的一半，不能够被人体吸收，也不会产生热量，所以人们习惯于称我为低能量甜味剂。

L- 阿拉伯糖

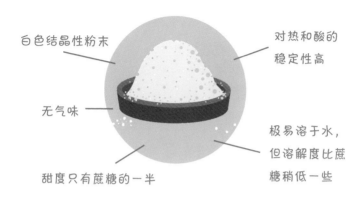

白色结晶性粉末

对热和酸的稳定性高

无气味

极易溶于水，但溶解度比蔗糖稍低一些

甜度只有蔗糖的一半

中文名	L- 阿拉伯糖
英文名	L-Arabinose
分子式	$C_5H_{10}O_5$
分子量	150.13
CAS 登记号	87-72-9
熔点	154~158℃
性状	白色结晶性粉末

▶碳水化合物大家族

我最早是从阿拉伯树分泌的胶体中，经过复杂的化学和物理方法分离提取出来的单糖，是碳水化合物大家族中的一员。说到这儿，就让我介绍我的家人给你认识吧：

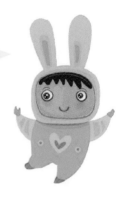

分类	亚组	组成
糖（1~2 个单糖）	单糖	葡萄糖、果糖、半乳糖、L- 阿拉伯糖、木糖等
	双糖	蔗糖、乳糖、麦芽糖、海藻糖
	糖醇	山梨醇、甘露醇、木糖醇
寡糖（3~9 个单糖）	异麦芽低聚寡糖	麦芽糊精
	其他寡糖	棉子糖、水苏糖、低聚果糖
多糖（≥10 个单糖）	淀粉	直链淀粉、支链淀粉、变性淀粉
	非淀粉多糖	纤维素、半纤维素、果胶、亲水胶质物

▶L- 阿拉伯糖的化学结构

> 虽然我和葡萄糖、果糖同属于单糖，但是它们是由 6 个碳原子组成的，而我，只有 5 个碳原子哦！所以呢，我又被称为 L- 阿戊糖（掐指一算：甲、乙、丙、丁、戊……你懂的），还被称为 L- 树胶醛糖、果胶糖等，英文名字为 L-Arabinose，日文名称为 L- アラビノース。

L- 阿拉伯糖的结构式

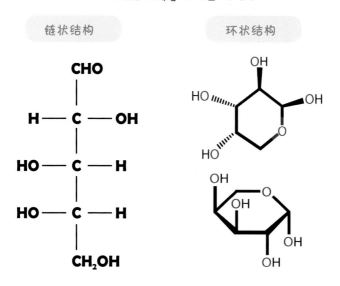

记住，只有 5 个碳原子哦！

5

▶L-阿拉伯糖含量较高的植物

> 在自然界中，我很少以游离的状态存在，只在一些松柏科的树芯中以游离状态存在，多以杂多糖的形式存在于水果和粗粮的皮壳中。

以下植物细胞壁的半纤维素和果胶中L-阿拉伯糖含量较高：

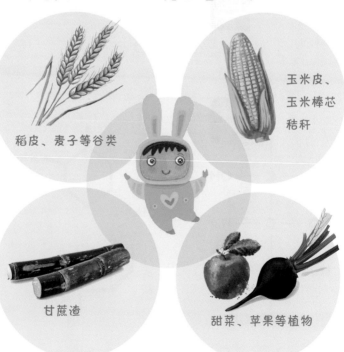

稻皮、麦子等谷类

玉米皮、玉米棒芯秸秆

甘蔗渣

甜菜、苹果等植物

▶ L- 阿拉伯糖的生产制作

我的健康价值虽高，但提取难度却很大。

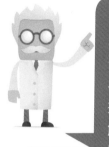

　　一个叫 Tschiersch 的人最早使用**碱提取法**，从提取蔗糖后的甜菜残渣中提取了 L- 阿拉伯糖。之后，Juhani 等人对提取方法进行了改进，把提取蔗糖后的甜菜残浆先经**强碱**溶解其中的阿拉伯聚糖，调至中性，过滤后再用**强酸**水解，中和后得到 L- 阿拉伯糖溶液，过滤后用**阴离子交换柱**层析分离出 L- 阿拉伯糖，经浓缩、结晶得到纯净的 L- 阿拉伯糖晶体。真是好复杂的过程呀！

　　之后，这种**酸（碱）水解法**日益得到改进，L- 阿拉伯糖的产率与纯度也得到了相应的提高，但这样的生产过程中很可能产生致癌物且生产成本高、生产废料对环境污染严重，因此使用这种方法生产食用、药用的 L- 阿拉伯糖显然是不合适的。

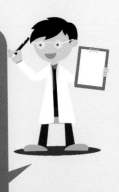

后来，日本的 Hiromi 与 Toeda 等人分别用**微生物酶法**与**高压蒸汽法**实现了对 L- 阿拉伯糖的提取，接着 Kwan SK 等用**化学合成法**实现了人工合成 L- 阿拉伯糖的技术突破。这些方法的使用保证了获取**高纯度食用级** L- 阿拉伯糖成为可能。

目前，我国主要采用生物法制备 L- 阿拉伯糖，特点是纯度高、食用安全、污染小。

L- 阿拉伯糖的生产工艺：

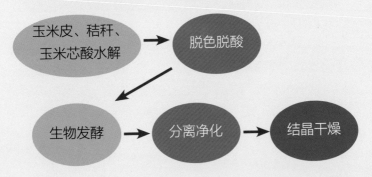

玉米皮、秸秆、玉米芯酸水解 → 脱色脱酸

生物发酵 → 分离净化 → 结晶干燥

或者是下面这样的途径：

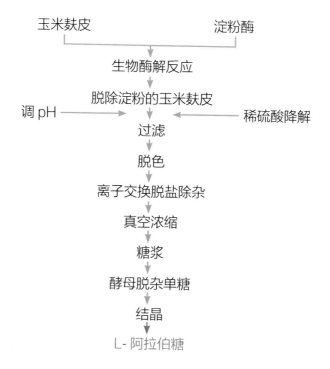

玉米麸皮　　　　　　淀粉酶

生物酶解反应

脱除淀粉的玉米麸皮

调 pH　　　　　　稀硫酸降解

过滤

脱色

离子交换脱盐除杂

真空浓缩

糖浆

酵母脱杂单糖

结晶

L- 阿拉伯糖

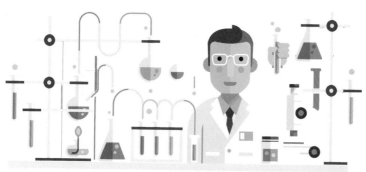

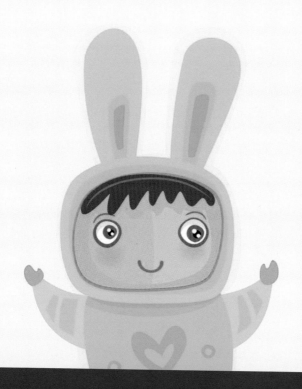

Part 2

L- 阿拉伯糖的生理功能

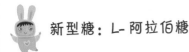

新型糖：L- 阿拉伯糖

▶关于蔗糖的小知识

小贴士：蔗糖的种类

根据精制程度、来源、形态和色泽，大致可将蔗糖分为如下几类：

1. 精制白砂糖

简称砂糖，为粒状晶体，根据晶体的大小，有粗砂、中砂、细砂三种。特点是纯度高、水分低、杂质少。国产砂糖含量高于 99.45%，水分低于 0.12%，并按标准规定分为优级、一级、二级 3 个等级，用于面包和面点生产。

2. 粗砂糖

属于未精制的原糖，纯度低、杂质多、水分大、颜色浅黄，如国产的二号糖和进口的巴西糖、古巴糖。

3. 绵白糖

晶体细小均匀，颜色洁白，质地软绵，纯度低于白砂糖，含糖量在 98% 左右，水分低于 2%，因成本高，用于高档食品生产。

4. 赤砂糖

粒状晶体，颜色棕黄，杂质较高，但可作特殊用途。

5. 红糖（片糖、黄糖）

一般由土法榨制，杂质最多，纯度最低，但有其特殊风味，在烘焙中着色快，也有一定的应用。

6. 红糖粉

纯度比红糖高些，且称取方便，比红糖使用量大。

　　蔗糖的甜味给人以愉悦的感觉，而且它的甜味纯正、稳定、回味良好。人们非常喜爱蔗糖的持久甜味，对它特有味感的依赖性难以撼动。但过多食用精制糖类会造成能量过剩，这是引起肥胖的一个重要原因。

　　作为一种双糖，蔗糖进入人体后只有通过蔗糖酶的作用，分解成一分子葡萄糖和一分子果糖（两者均为单糖）后才能被人体吸收和利用。

$$C_{12}H_{22}O_{11}+H_2O \xrightarrow{\text{酸或蔗糖酶}} C_6H_{12}O_6+C_6H_{12}O_6$$

蔗糖　　　　　　　　　　　　葡萄糖　　果糖

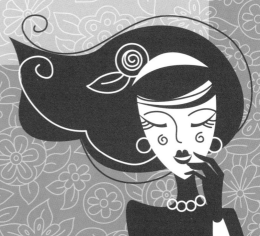

▶L-阿拉伯糖的强大功能

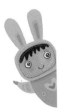

近些年的研究发现，L-阿拉伯糖能强烈抑制人体肠道中蔗糖酶的活性，进而抑制因摄入蔗糖而导致的血糖升高。

研究表明，给实验大鼠和猪喂饲（大鼠采用灌胃方式，猪通过饮水摄入）添加了L-阿拉伯糖的淀粉或蔗糖一段时期后，发现L-阿拉伯糖能降低淀粉和蔗糖的吸收利用，并且没有肝、肾及血液方面的毒性作用。与不进食L-阿拉伯糖的对照组相比，在显著降低血液中葡萄糖含量的同时，还有逐渐降低大鼠糖化血红蛋白（糖尿病患者的糖化血红蛋白会增高）的趋势。

另外，L-阿拉伯糖有降低动物收缩压，促进体液电解质平衡等功能。

科学家发现L-阿拉伯糖在动物体内不能被代谢吸收，是一种虽有甜味但不会产生能量的新型健康糖。

▶L- 阿拉伯糖的使用方法

L- 阿拉伯糖与蔗糖一起摄入能够发挥最大功效。在蔗糖中按比例加入 3.5% 的 L- 阿拉伯糖，就能使人体抑制约 70% 蔗糖的吸收，还可改善糖耐量。

蔗糖添加 L- 阿拉伯糖后，其自身甜味和性状保持不变，仍然可在各种食品中使用。

除了可以与蔗糖配伍使用外，L- 阿拉伯糖也可单独食用。一般情况下每天服用 0.5~3g L- 阿拉伯糖即可有效抑制蔗糖的分解吸收。

小贴士 L- 阿拉伯糖，食用时间有讲究

人体摄入蔗糖后，15 分钟左右血糖即可达到最大值，摄入 2 小时后，蔗糖基本被完全吸收。因此 L- 阿拉伯糖最好是和蔗糖一起摄入才可以发挥最大功效。如果是单独食用，则建议在进食蔗糖 2 小时内食用效果较好，进食蔗糖 2 小时后再吃 L- 阿拉伯糖基本不能发挥功效。

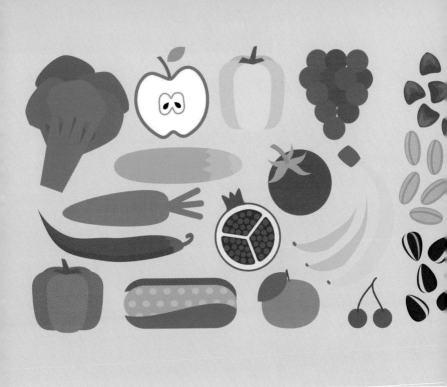

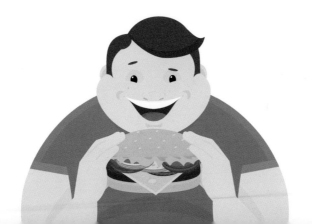

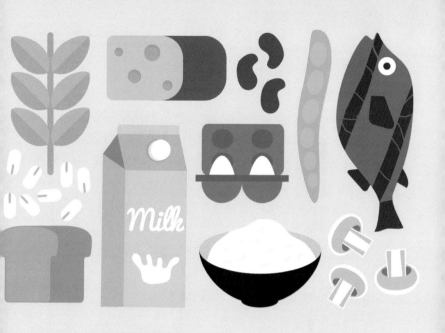

Part 3

L- 阿拉伯糖与糖尿病

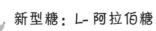

▶糖尿病相关知识

糖尿病患者需终生接受治疗，治疗难度大、费用高，而我国是世界糖尿病大国，居民的健康正面临着糖尿病步步逼近的威胁。我国目前糖尿病的患病率为 9.7%，已有糖尿病患者 9700 多万人，而且还有相当数量的候补者——空腹血糖受损和糖耐量受损者。

糖耐量减低是指血糖值介于正常人与糖尿病患者之间的一种临界状态，是由糖尿病前期向糖尿病发展的危险阶段。重视对糖耐量低减患者的监测，及时掌握其发病情况，适时采取措施进行干预，有效改善身体的糖耐量，对预防和控制糖尿病有着积极的作用。

以 15 名健康成人为对象分为两组，对照组每次摄取砂糖 6g，阿拉伯糖组每次摄取含 3% L-阿拉伯糖的砂糖 6g。上述糖

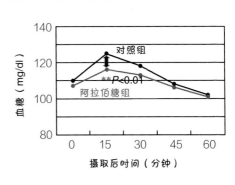

类每天两次和红茶一起摄取，连续两周，并在摄取的最后一天比较两组的血糖水平。

结果显示：阿拉伯糖组在摄取 15 分钟后的血糖水平明显低于对照组。

▶糖尿病的危害

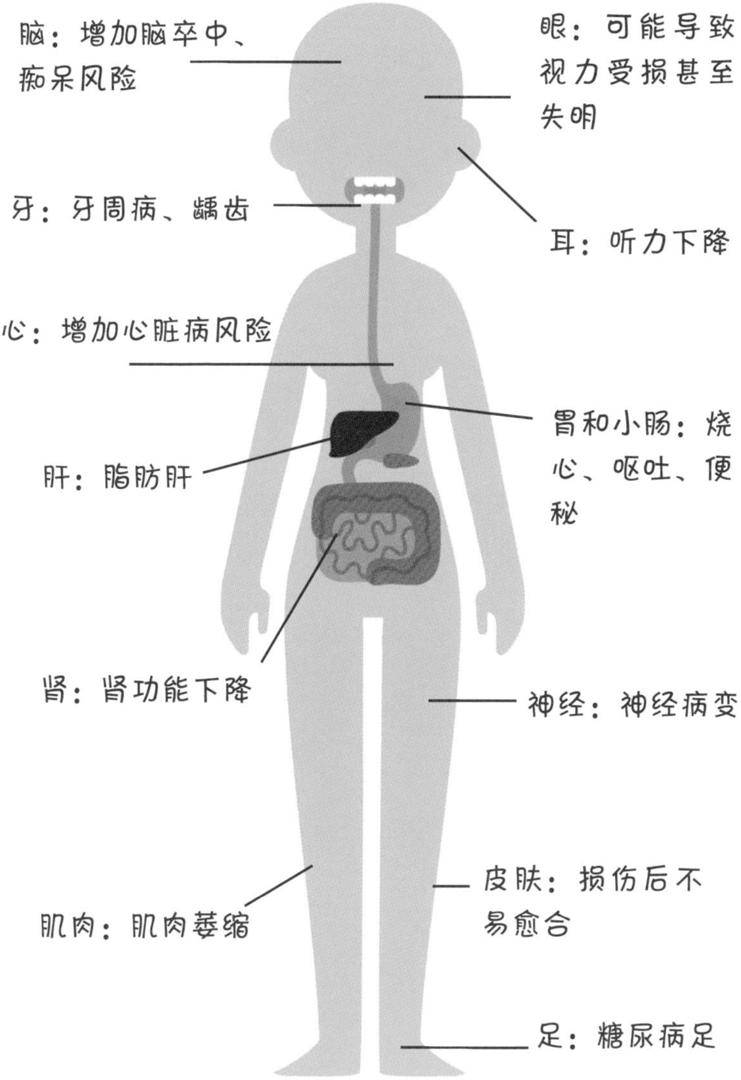

脑：增加脑卒中、
痴呆风险

眼：可能导致
视力受损甚至
失明

牙：牙周病、龋齿

耳：听力下降

心：增加心脏病风险

胃和小肠：烧
心、呕吐、便
秘

肝：脂肪肝

肾：肾功能下降

神经：神经病变

皮肤：损伤后不
易愈合

肌肉：肌肉萎缩

足：糖尿病足

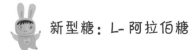

►L- 阿拉伯糖对蔗糖吸收的影响

L- 阿拉伯糖作为天然的蔗糖酶抑制剂，在人和动物的肠道内对蔗糖的代谢转化具有阻断作用，从而抑制人体对蔗糖的吸收，进而降低蔗糖的血糖负荷，有效改善机体糖耐量。

蔗糖酶除 100% 承担蔗糖的消化吸收任务外，还担负着淀粉等碳水化合物水解的中间产物——麦芽糖（另一种双糖）约 25% 的分解任务。所以 L- 阿拉伯糖还能部分延缓淀粉的消化吸收，从而降低摄入淀粉类食品引起的血糖升高。

L- 阿拉伯糖可以抑制因摄取蔗糖而造成的血糖和胰岛素浓度的升高。

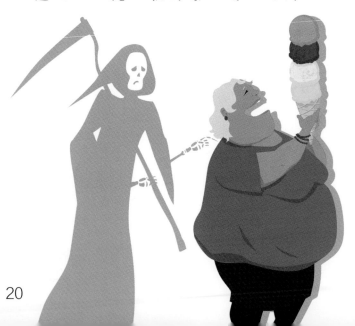

早在 50 多年前，就有学者发现给人静脉注射 10~20g 的 L- 阿拉伯糖，仅能引起血糖的轻微升高，并测定到其血浓度每分钟下降 0.96%。

作者所做的动物实验结果显示：以 L- 阿拉伯糖每天人体推荐量 1.05g（按平均每人每日摄入 30g 蔗糖计算，以 3.5% 的比例添加 L- 阿拉伯糖的量）的 5~30 倍剂量，给正常大鼠以及用高糖高脂饲料喂养的肥胖大鼠连续灌胃 45 天，结果发现 L- 阿拉伯糖能显著改善正常和肥胖大鼠的糖耐量，还能降低大鼠的血清甘油三酯水平，增高血清高密度脂蛋白胆固醇水平。

实验证实

L- 阿拉伯糖通过有效抑制高糖高脂饮食中的蔗糖吸收而降低血糖水平，通过降低血糖来改善胰岛素抵抗，保护胰岛细胞的正常生理功能，尤其是具有改善糖耐量的作用。通过口服途径摄入适量 L- 阿拉伯糖对稳定血糖、减少糖尿病的发生、维持健康生理状态具有积极意义。

▶ L- 阿拉伯糖对脂肪的影响

因为 L- 阿拉伯糖的作用，没有被分解成葡萄糖和果糖的蔗糖不能在小肠中被吸收，只能继续前行到达大肠，在大肠中与一同摄入的 L- 阿拉伯糖协同促进肠道中乳酸杆菌生长，并可被大肠中的微生物分解产生大量的短链有机酸（如乙酸、丙酸、丁酸等），有类似膳食纤维的作用，这些有机酸可抑制肝脏合成脂肪，因而可控制人体因过度摄取糖而导致的血中甘油三酯增加和体内脂肪的蓄积。

即使长期摄入 L- 阿拉伯糖，它仍然会对蔗糖酶产生抑制，而不会产生类似抗生素的耐药性。

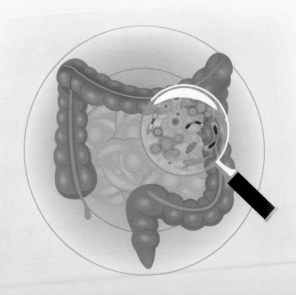

▶L- 阿拉伯糖能抑制葡萄糖的吸收

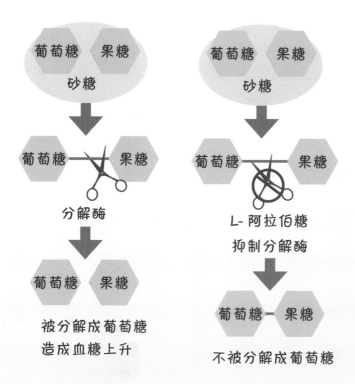

被分解成葡萄糖
造成血糖上升

不被分解成葡萄糖

▶L- 阿拉伯糖对骨骼肌成分的影响

骨骼肌是胰岛素作用下葡萄糖摄取、利用的主要部位，在餐后状态，约 85% 以上的葡萄糖处理由骨骼肌来承担的，因此它在体内糖代谢平衡中发挥重要作用。骨骼肌对胰岛素刺激的葡萄糖转运下降是导致全身胰岛素抵抗的主要原因。

根据肌纤维内 ATP 酶的活性，可将骨骼肌分为Ⅰ型和Ⅱ型。Ⅱ型又进一步分为 3 个亚型，即Ⅱa型、Ⅱb型和Ⅱc型。

Ⅰ型、Ⅱa型纤维对胰岛素敏感。

Ⅱb型纤维对胰岛素敏感性较差。

Ⅱc型纤维为未分化型肌，胎儿 20 周以后逐渐消失。

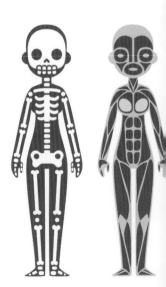

在肌组织中，Ⅰ型纤维摄取葡萄糖均明显大于Ⅱ型纤维，提示Ⅰ型纤维对骨骼肌摄取葡萄糖发挥重要作用。在糖尿病状态下，一旦血管病变对Ⅰ型纤维造成损害，肌组织的糖代谢将受到严重影响。

2005 年日本的一项研究证明了 L- 阿拉伯糖对能量消耗和肌纤

维成分的影响。分别给肥胖大鼠喂饲含 20% 蔗糖的膳食（C 组）和添加 1.5% L- 阿拉伯糖及 20% 蔗糖的膳食（A 组）21 周。C 组大鼠的腹部脂肪组织重量和脂肪细胞大小显著增长，而 A 组大鼠的脂肪重量和脂肪细胞大小明显受到抑制。L- 阿拉伯糖能明显抑制给予葡萄糖 2 小时后的血糖上升。用呼吸商来评估时，A 组大鼠脂肪消耗的能量百分比上升了 12.8%。腹直肌的 I 型纤维数量明显增加。

　　L- 阿拉伯糖有改变骨骼肌纤维成分的功效，通过支配糖酵解到糖氧化的过程，影响腹部脂肪组织的增长，这种肌纤维比例的改变可能有改善 2 型糖尿病的作用。

　　一般情况下，应根据不同年龄段、体重及糖尿病症状来决定 L- 阿拉伯糖的用法和用量。对于大多数人而言，L- 阿拉伯糖的有效剂量为每次 0.5~3g，在饭前或用餐过程中服用较合适。

　　随着 L- 阿拉伯糖的广泛应用，不仅能够让糖尿病患者和肥胖人群不必望"糖"生畏，甚至还能够协助降低糖尿病和肥胖症的发病率。

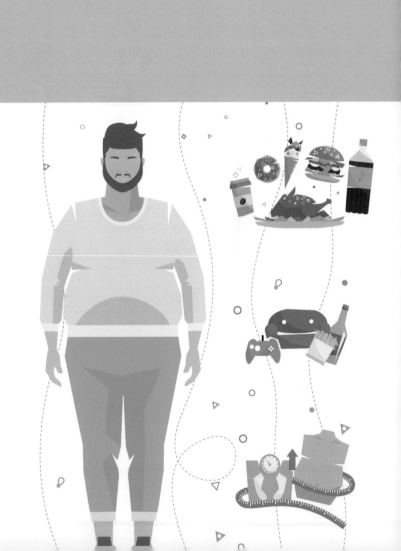

Part 4

L- 阿拉伯糖与肥胖

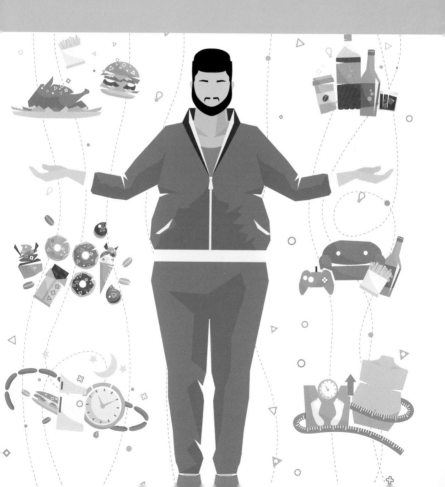

> L-阿拉伯糖是一种不能被人体吸收因而不会产生能量的单糖。

▶减肥机制——减少肠道中碳水化合物的吸收

我们知道，如果摄入过多能量且运动不足，就有可能导致超重和肥胖的发生。如今，琳琅满目的食品纷纷摆上我们的餐桌，其中不乏碳水化合物含量较高的精制米、面及含糖食品等。过量摄入这些食物，可能会导致人体超重或肥胖。

要想维持正常体重，或正在向正常体重目标迈进的超重及肥胖人群，要维持自身能量的平衡，一定要注意两点：一是迈开腿，二是管好嘴。

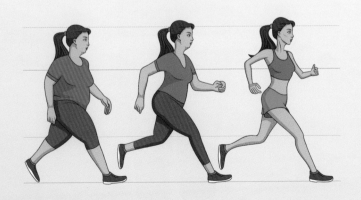

▶超重和肥胖的危害

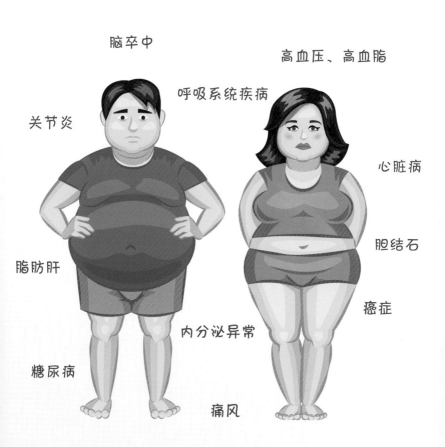

脑卒中

高血压、高血脂

呼吸系统疾病

关节炎

心脏病

胆结石

脂肪肝

癌症

内分泌异常

糖尿病

痛风

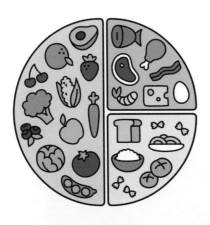

管好嘴，无外乎是减少食物的摄入量。确实有人通过少吃主食，或少吃含精制碳水化合物的食物达到了减肥的目的。但也有一部分人不甘饮食结构的改变，不愿选择"低碳水化合物"这种模式。有人曾尝试用脂肪或蛋白质来替代碳水化合物，但效果并不是很好，而且对人体健康有害。于是，科学家将焦点对准了碳水化合物的吸收机制。

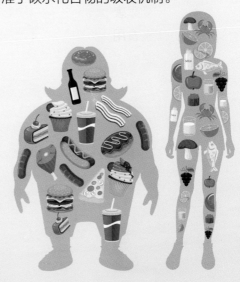

▶L- 阿拉伯糖能够抑制肠道中碳水化合物的消化吸收

　　从理论上讲，摄入体内的碳水化合物，如淀粉和蔗糖等，若不经过消化降解，就不会在小肠中吸收，而是直接进入大肠被微生物发酵，产生包括有利于降低体重在内的很多生理效应。人体内碳水化合物的降解必须依靠一系列消化酶的作用，如淀粉酶、蔗糖酶、淀粉葡萄糖苷酶等，若能找到一些物质来抑制这些酶的活性，就可能降低碳水化合物在肠道内的快速吸收。

　　这种理论看似简单，但必须得到科学实验的证明。经过长期的探索，科学家们发现，一些自然界的天然产物确实具有抑制碳水化合物消化吸收的作用，L- 阿拉伯糖就是其中的一种。

　　大量研究结果表明，L- 阿拉伯糖是蔗糖消化酶的抑制剂，人体直接食用后，可抑制小肠内蔗糖酶的功能，使摄入的蔗糖不被人体吸收，进而影响餐后血糖升高和甘油三酯的合成，对超重、肥胖人群以及糖尿病患者有益，具有良好的保健功能。

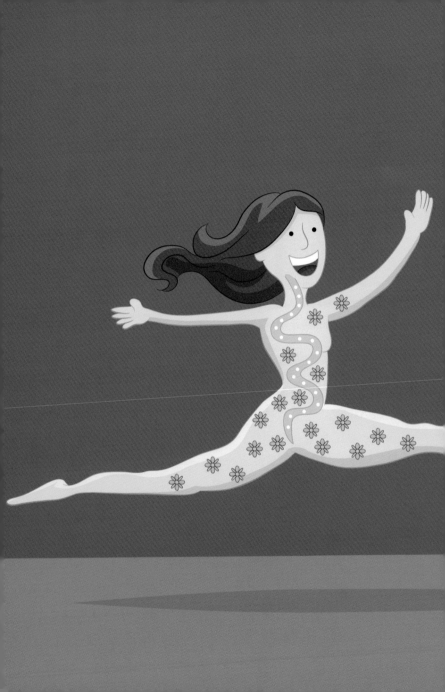

Part 5

L- 阿拉伯糖与肠道健康

▶益生菌的健康作用

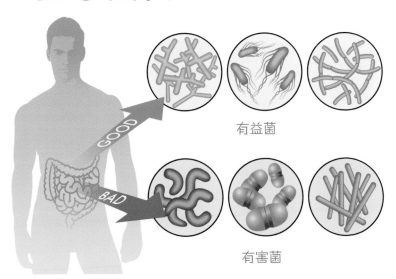

有益菌

有害菌

　　正常人体的肠道内栖息着几百种、数十万亿个不同的细菌，包括益生菌、双向菌和有害菌。益生菌因可改善人体内的微生态平衡而发挥有益健康的作用，以乳杆菌类和双歧杆菌类为主要代表，数量随年龄增加而递减。大量的有害菌在肠道繁殖、毒素堆积，导致便秘等肠道功能失调，促进衰老和病变。

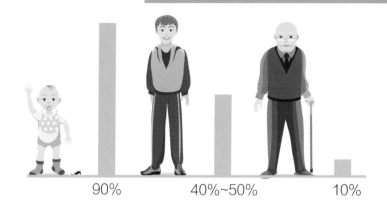

90%　　　　40%~50%　　　　10%

　　婴幼儿时期肠道内的益生菌可以占到细菌总量的 90% 以上, 青少年时期可占到 40%~50%。中老年以后, 益生菌可能只占肠道细菌总量的 10% 以下。

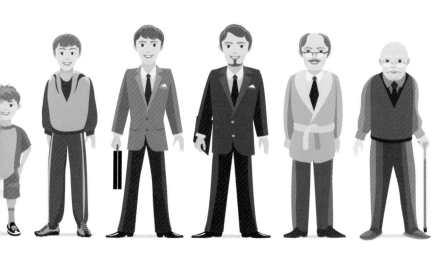

35

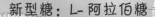

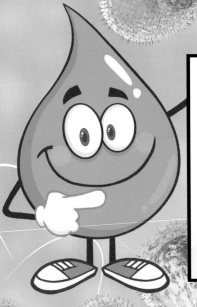

益生菌的作用

① 抑制腐败菌在肠内的繁殖。

② 减少肠内毒素的吸收。

③ 促进肠道蠕动，改善排便状况。

④ 降低血清胆固醇水平。

⑤ 防止骨质丢失，预防骨质疏松症。

⑥ 刺激肠道内的免疫功能，将异常的免疫活性调节至正常，有助于抗癌与抑制过敏性疾病。

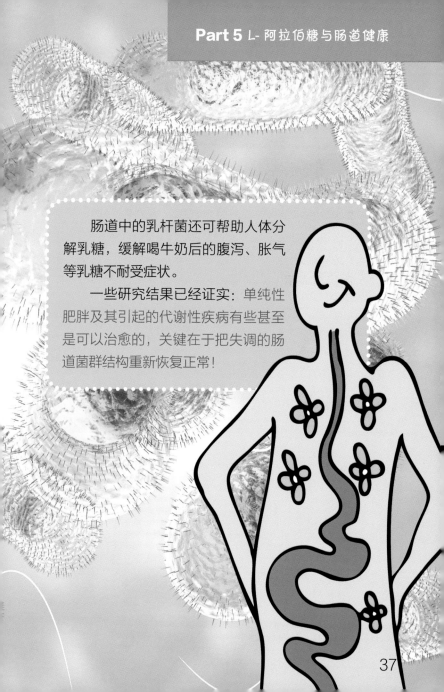

　　肠道中的乳杆菌还可帮助人体分解乳糖，缓解喝牛奶后的腹泻、胀气等乳糖不耐受症状。

　　一些研究结果已经证实：单纯性肥胖及其引起的代谢性疾病有些甚至是可以治愈的，关键在于把失调的肠道菌群结构重新恢复正常！

新型糖：L- 阿拉伯糖

▶L- 阿拉伯糖调节肠道菌群的功能

　　作者所做的动物实验中，将 L- 阿拉伯糖以 3 个不同的剂量经口给予实验小鼠 2 周，实验后 3 组小鼠肠道内的益生菌——双歧杆菌和乳杆菌的数量与实验前相比均显著增加，并且明显高于空白对照组；益生菌增加的幅度高于阳性对照组（该组小鼠服用被称为"双歧因子"的低聚果糖），而且有害菌（如肠杆菌和产气荚膜梭菌等）没有增加。实验期间未观察到动物有不良反应。根据我国《保健食品检验与评价技术规范》（2003 版）的标准判定：L- 阿拉伯糖具有调节动物肠道菌群的功能。

L- 阿拉伯糖 + 蔗糖

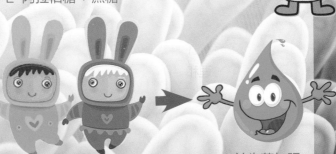

益生菌加强

▶L- 阿拉伯糖与双歧因子

科学界将能促进人体肠道内双歧杆菌增殖的物质称为双歧因子。由于补充外源性的益生菌存在一些难以克服的问题，科学家们便将注意力转向双歧因子的研究。

在天然物质中可以分离出很多能促进双歧杆菌增殖的物质，但最终可在人体肠道内发挥作用的却不多。因为双歧杆菌主要栖息在人体的小肠末端和结肠内，因此作为双歧因子，必须经过胃和小肠前段时不被胃酸消化吸收和破坏。如葡萄糖虽然在体外可使双歧杆菌增殖，但在小肠前段已被吸收，根本无法到达结肠，故不是真正的双歧因子。

一些不被人体消化吸收的低聚糖和多糖能以原形到达结肠，为肠道细菌所利用，但其中有不少也能被有害菌利用，所以不能称为双歧因子。

唯有 L- 阿拉伯糖与低聚果糖、大豆低聚糖等双歧因子的物理和化学性质类似: 不被人体吸收，也不为有害菌所利用，仅为双歧杆菌利用，能使肠道内的益生菌增殖，具有促进人体肠道健康的作用，被纳入双歧因子的范畴，是一类益生元。

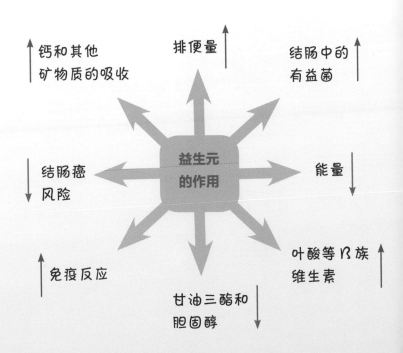

日本的人体研究结果显示：有便秘倾向的女性将添加了 3% L- 阿拉伯糖的蔗糖加入红茶等饮品中连续服用，每周的排便次数有明显增加。实验证明，摄入添加 5% L- 阿拉伯糖的蔗糖还可以有效促进双歧杆菌的生长。L- 阿拉伯糖本身是难以被消化道吸收的糖，在体内得不到利用的部分可从尿中排出。

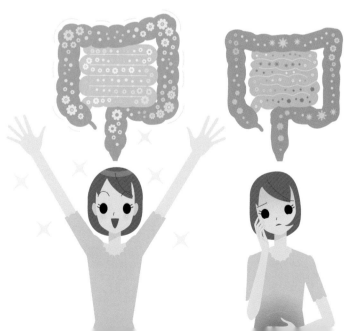

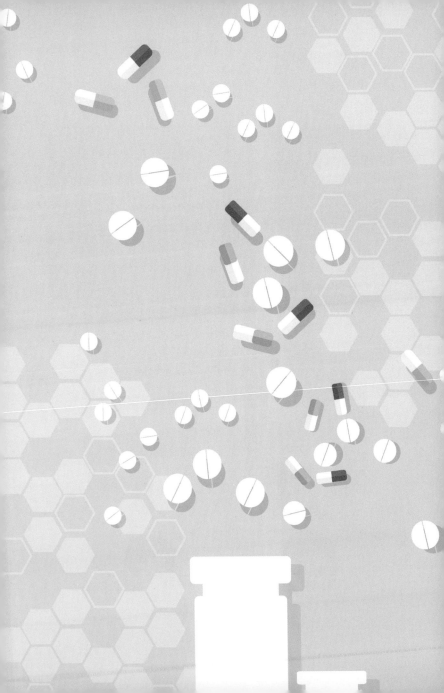

Part 6

L- 阿拉伯糖在食品和药品方面的使用

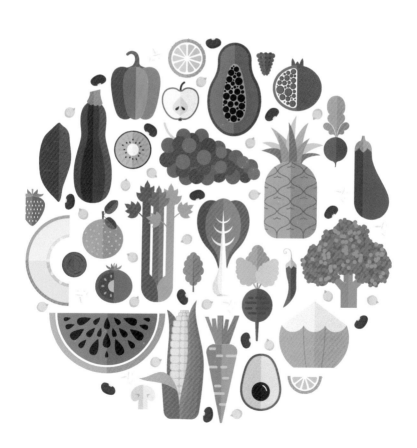

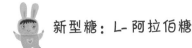

▶L- 阿拉伯糖的作用被权威机构认可

L- 阿拉伯糖在减肥、控制糖尿病等方面的应用前景被看好：

> 美国医疗协会将 L- 阿拉伯糖列入抗肥胖的营养补充剂或非处方药中。

> 日本厚生省的特定保健用食品清单中将 L- 阿拉伯糖列入调节血糖的专用特殊保健食品添加剂中。

根据中华人民共和国卫生部（现国家卫生计生委）2008 年第 12 号文件公告，L- 阿拉伯糖被批准为新资源食品（现称为新食品原料），使用范围为"各类食品，但不包括婴幼儿食品"；L- 阿拉伯糖还在医药和保健食品领域、生物试验、生物工程、香精香料等方面有较多用途。

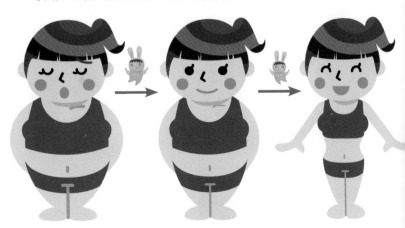

▶L- 阿拉伯糖的作用大公开

降低血糖

L- 阿拉伯糖作为天然的蔗糖酶抑制剂，能强烈抑制人体肠道中蔗糖酶的活性，在人和动物的肠道内对蔗糖的代谢转化具有阻断作用，从而抑制人体对蔗糖的吸收，降低蔗糖的血糖负荷，有效改善机体糖耐量。

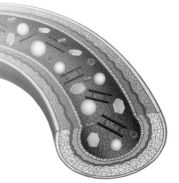

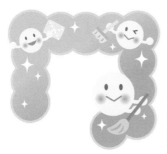

调节血脂

因为 L- 阿拉伯糖的作用，没有被分解成葡萄糖和果糖的蔗糖不能被小肠吸收，只能继续前行到达大肠，在这里有可能与 L- 阿拉伯糖协同起到促进肠道中乳酸杆菌生长的作用，并可被大肠中的微生物分解产生大量的短链有机酸，这些有机酸可抑制肝脏合成脂肪，因而可控制人体因过度摄取糖而导致的血中甘油三酯增加和体内脂肪的蓄积。

减轻体重

L- 阿拉伯糖不仅因为不被人体吸收而本身不产生能量，而且具有抑制碳水化合物消化吸收的作用，对减轻体重具有重要意义。

改善肠道健康

L- 阿拉伯糖不仅不被人体吸收，而且不为有害菌所利用，仅为双歧杆菌利用，能使肠道内的益生菌增殖，具有促进人体肠道健康的作用。

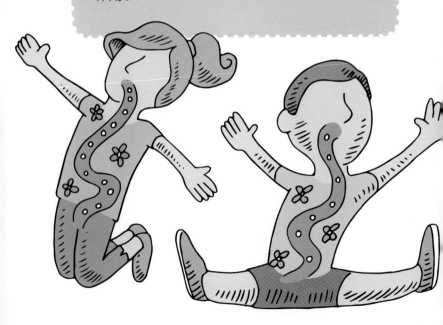

▶L- 阿拉伯糖的主要应用领域

1. 食品和保健品

糖尿病食品、减肥食品、健康功能食品、蔗糖添加剂等。L- 阿拉伯糖多用于饮料及饮品、乳制品、巧克力、糖果、焙烤糕点、保健口服液、保健酒或减肥食品中，主要利用抑制蔗糖吸收的原理来达到日常饮食习惯下控制体重、血糖的目的。作为代糖原料或餐桌代糖品，可直接与蔗糖配伍。L- 阿拉伯糖已经广泛添加于奶粉、酸奶和乳饮料等乳制品中。

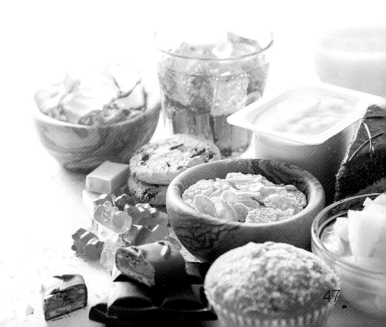

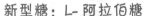

2. 作为药物合成的中间体

L- 阿拉伯糖是一种重要的合成药物的中间体，能够用来合成阿糖胞苷、阿糖腺苷、D- 核糖、L- 核糖、去氧核糖等。也可合成核苷类抗病毒药物。L- 阿拉伯糖由于其结构稳定、耐热性好、不提供能量、具有类似蔗糖的甜味等特点，可以用来作为减肥和控制血糖的处方与非处方药品的添加剂或成药的赋形剂、填充剂，例如用于片剂等不同剂型中。

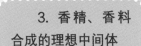

3. 香精、香料合成的理想中间体

L- 阿拉伯糖在做菜或者烘焙时的香味是普通蔗糖的 10 倍，可以作为香精、香料合成的中间体。

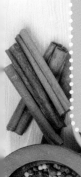

▶例如

1. 应用于功能性甜味剂

日本推出的健康糖由 97% 的蔗糖和 3% 的 L- 阿拉伯糖组成，在超市货架上代替白糖销售，主要针对家庭消费或直接在厨房使用，旨在通过控制人们日常生活中糖分的吸收达到控制体重的目的。日本开发的含有膳食纤维的"阿拉伯糖"产品，其组成成分为在 100g 膳食纤维抗性糊精中添加 7.5g L- 阿拉伯糖。坚持使用能够对血糖升高具有很好的抑制效果，原理为 L- 阿拉伯糖在抑制小肠内蔗糖酶作用的同时，膳食纤维抗性糊精又能够抑制淀粉酶、葡萄糖酶的活性，并能抑制碳水化合物的吸收，从而能控制血糖的上升。

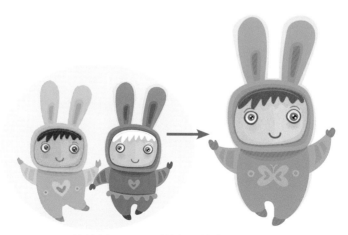

3% L- 阿拉伯糖 +97% 蔗糖 = 健康糖

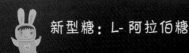
2. 应用于糖果、巧克力等产品

加入了 L- 阿拉伯糖的糖果和巧克力不仅能让关注自身体重的人群享受美食，又能控制糖分和能量的吸收，是普通食品转化为健康食品的典型代表。

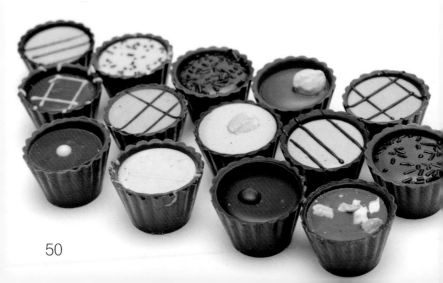

3. 应用于焙烤食品

L- 阿拉伯糖分子结构相对稳定，能够在高温下不被分解，因此可以用于焙烤食品中。比如曲奇是一种大家喜爱的饼干，但是含糖量很高，长期食用容易造成体重增加。若在此类饼干中添加 L- 阿拉伯糖，便能够抑制人体对蔗糖的吸收，从而使人减少对高糖饼干造成肥胖的恐惧。同样，在其他高能量食品中，如蛋糕、蛋黄派等烘焙食品中添加一定量的 L- 阿拉伯糖，能够降低单位能量密度以吸引更多的消费者。添加量为白糖比例 5%~10% L- 阿拉伯糖的曲奇饼干，质地均匀细腻、口感酥脆，并可在一定程度上抑制血糖快速升高。

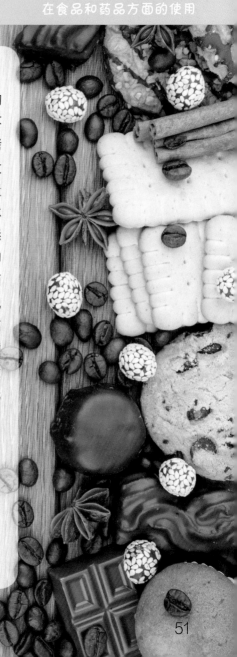

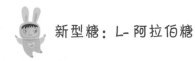

4. 应用于酸奶

酸奶的生产过程中添加 L- 阿拉伯糖有助于发酵，减缓乳清的析出或不析出，改善产品的组织状态，并提高奶香味。同时还可抑制所添加蔗糖的吸收。

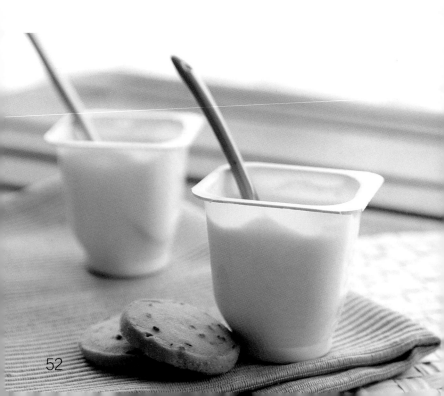

L- 阿拉伯糖作为新型的健康糖，可望在家用蔗糖、乳制品、糕点、面包、冰淇淋、饮料、巧克力、果酒等食品中得到广泛应用。为"三高一超"人群和喜欢吃糖人群带来"既健康，又饱口福"的幸福。

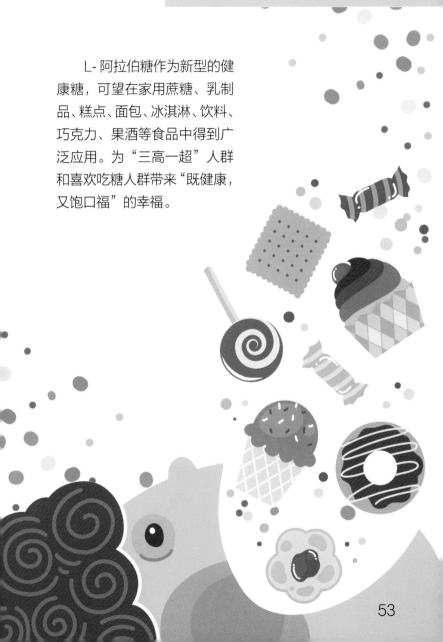

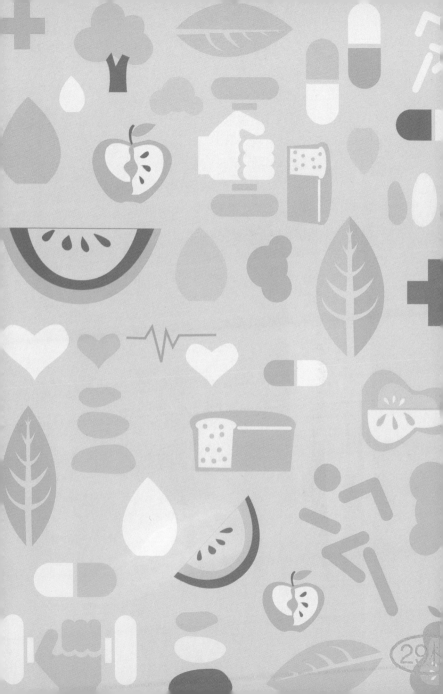